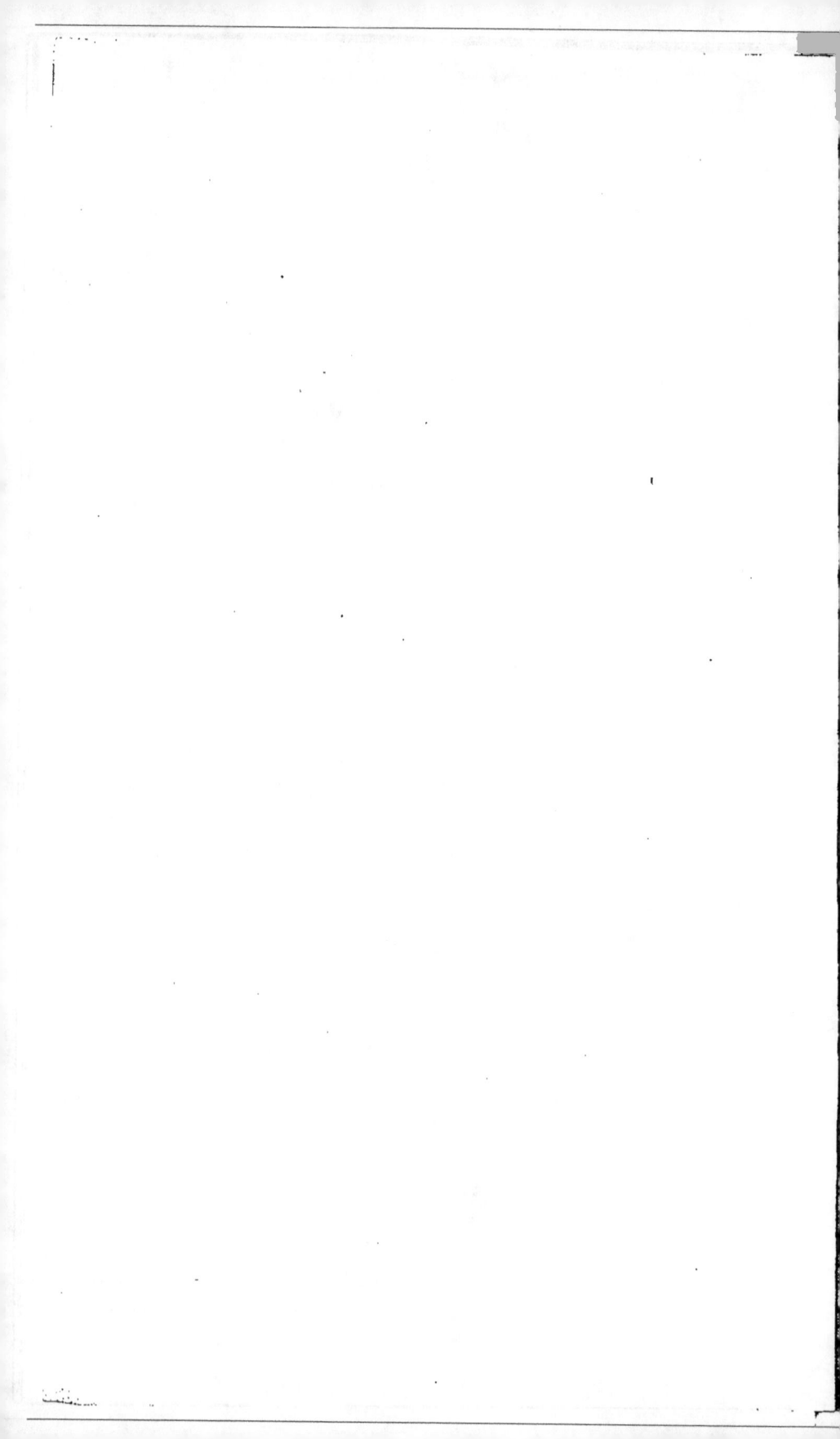

ÉCOLE DE PLEIN EXERCICE DE MÉDECINE ET DE PHARMACIE
DE MARSEILLE

QUELQUES FRAGMENTS

DES 2me, 3me, 4me, 5me ET 6me LEÇONS

DU

COURS DE CHIMIE BIOLOGIQUE

PROFESSÉ PAR

LE Dr A. PAUCHON

Professeur suppléant, lauréat de la Faculté de Médecine de Paris (prix Corvisart),
Licencié ès-sciences naturelles.

LA VIE — CIRCULATION DE LA MATIÈRE ET DE LA FORCE
CHEZ LES ÊTRES VIVANTS

MARSEILLE
TYP. ET LITH. BARLATIER-FEISSAT PÈRE ET FILS
Rue Venture, 19.

1879

ÉCOLE DE PLEIN EXERCICE DE MÉDECINE ET DE PHARMACIE

DE MARSEILLE

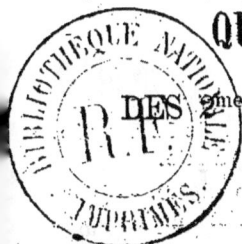

QUELQUES FRAGMENTS

DES 2me, 3me, 4me, 5me ET 6me LEÇONS

DU

COURS DE CHIMIE BIOLOGIQUE

PROFESSÉ PAR

LE Dr A. PAUCHON

Professeur suppléant, lauréat de la Faculté de Médecine de Paris (prix Corvisart),
Licencié ès-sciences naturelles.

LA VIE — CIRCULATION DE LA MATIÈRE ET DE LA FORCE
CHEZ LES ÊTRES VIVANTS

MARSEILLE

TYP. ET LITH. BARLATIER-FEISSAT PÈRE ET FILS
Rue Venture, 19.

1879

PUBLICATIONS DE M. LE D' A. PAUCHON :

1. **De l'iridectomie curative dans les opacités de la cornée.** Th. doct. — Paris. 1872. et *Journal d'Opth.*, même année.
2. **De la néphrite albumineuse rhumatismale aiguë.** — *(Marseille médical*, 1872), Mémoire présenté à la Société nationale de médecine de Marseille.
3. **Empoisonnement par l'alcoolature d'aconit.** — *(Marseille médical* 1873.)
4. **Études sur quelques conditions du développement de l'albuminurie et en particulier sur l'alcoolisme considéré comme cause de ce phénomène dans le cours des maladies aiguës ou chroniques.** Mémoire lu à la Société nationale de Marseille. (*Marseille médical*, 1873.)
5. **De la nature du bégaiement et de son traitement,** par la méthode Chervin. — Rapport lu à la Société nationale de médecine. (*Marseille médical*, 1874.)
6. **Des luxations des os du carpe entre eux et en particulier des luxations du grand os.** — Mémoire lu à la Société nationale de médecine de Marseille. (*Marseille médical*, 1874.)
7. **Précis théorique et pratique des maladies des voies urinaires,** — en collaboration avec M. le professeur S. Pirondi, membre correspondant de la Société de chirurgie et de l'Académie de médecine de Paris (Lauwereyns, libraire-éditeur, Paris, 1878.)

COURS DE CHIMIE BIOLOGIQUE

PROFESSÉ

A L'ÉCOLE DE MÉDECINE DE MARSEILLE

—▸★◂—

QUELQUES FRAGMENTS

des 2me, 3me, 4me, 5me et 6me leçons (1)

———

MESSIEURS ,

La chimie biologique est en réalité une véritable antithèse puisqu'elle a pour objet l'étude comparative et corrélative de phénomènes en apparence très-différents, les uns physico-chimiques, les autres vitaux. Je crois avoir suffisamment développé dans la précédente leçon, les lois générales des phénomènes physico-chimiques : aussi vais-je aborder aujourd'hui l'étude du second ordre de faits , c'est-à-dire des phénomènes vitaux envisagés particulièrement dans leurs rapports avec les grandes lois qui régissent le monde physico-chimique.

LA VIE.— Mais ici s'offre à nous une question préliminaire qui a préoccupé les philosophes et les médecins depuis l'origine même de la science, et que vous vous étonneriez certainement de me voir passer sous silence. Comment définir la vie ? Je ne vous rappellerai pas ici, Messieurs, toutes les définitions qui en ont été données : elles pourraient remplir un volume et

---

(1) Les fragments de cet opuscule sont puisés dans le cours à l'exception toutefois des développements consacrés à l'étude de la vie en général qui ont été très-abrégés dans la leçon publique.

chacune d'elles prête d'ailleurs le flanc à de trop nombreuses objections. Dans un de ses derniers ouvrages, Cl. Bernard les a discutées une à une et a été ainsi amené à conclure que l'on pouvait *caractériser la vie et non la définir*. Acceptons cette opinion de l'illustre physiologiste et reconnaissons avec lui, que toutes les vues émises *à priori* sur la vie envisagée tantôt comme un principe, tantôt comme un résultat, n'ont fourni que des définitions insuffisantes, comme cela devait être, puisque les phénomènes de la vie comme tous ceux de la nature ne peuvent être connus qu'à *posteriori*.

Nous essayerons donc, Messieurs, de caractériser les organismes par leurs différences avec les corps bruts.

Les caractères généraux de corps vivants sont au nombre de quatre : l'*organisation*, la *génération*, la *nutrition* et l'*évolution*.

L'*organisation* consiste dans l'arrangement spécial et complexe qui donne naissance aux propriétés immanentes de la matière vivante, tout en obéissant d'ailleurs aux lois chimiques du groupement de la matière brute et à ce point de vue, l'on pourrait presque dire que les propriétés vitales sont à la matière organisée ce que les propriétés physico-chimiques sont à la matière brûte.

La *génération* est un des attributs qui caractérisent l'être vivant d'une façon presque absolue.

Il en est de même de l'*évolution* considérée dans l'individu : tout être vivant passe, en effet, par des phases successives qu'il parcourt d'une manière fatale, il naît, il s'accroît, il décline et il meurt, tandis que l'être brut reste immuable tant que les conditions extérieures ne varient pas ; la maladie elle-même n'est qu'un épiphénomène de l'évolution. Certains naturalites frappés de la tendance de l'être organisé à se rétablir dans sa forme, à réparer ses mutilations et à cicatriser ses blessures, ont pensé que c'était là un caractère exclusif aux corps vivants qui affirmaient ainsi leur unité et leur individualité morphologique. Les recherches de Pasteur ont démontré qu'à l'exemple des êtres vivants, les cristaux étaient capables de rétablir leurs formes par une véritable cicatrisation cristalline. On peut donc, à l'exemple de Cl. Bernard, admettre que « la force physique qui range les particules cristallines suivant les lois d'une savante géométrie, a des résultats analogues à celle qui range la substance organisée sous forme d'un animal ou d'une plante. »

Mais le caractère distinctif èt essentiel de l'être vivant, la manifestation la plns constante et la plus universelle de la vie, c'est la *nutrition*. Elle consiste dans le changement continuel des particules de l'être vivant. L'organisme est en effet le théâtre d'un perpétuel mouvement nutritif qui ne laisse en repos aucun de ses éléments ; chacun de ces derniers puise ses aliments dans le milieu qui l'entoure et y rejette ses déchets et ses produits. Ce qu'il y a de plus remarquable dans ces mutations incessantes, c'est que le courant de matière qui traverse l'organisme et le renouvelle dans sa substance en maintient néanmoins la forme. Tiedemann expliquait ce double mouvement par *l'existence dans les êtres vivants d'un principe d'action qui les empêche de tomber jamais en indifférence chimique.* Mais nous verrons que, d'une part les manifestations de la vie ne peuvent être considérées comme directement régies par un principe vital intérieur et d'autre part que chez les végétaux et les animaux à sang-froid plongés dans l'engourdissement en apparence le plus profond, la vie ne s'arrête jamais et l'organisme ne tombe pas dans l'état *d'indifférence chimique.* Cette dernière condition n'est réalisée que dans les cas de *vie latente* qui nous sont offerts par les graines des végétaux et par les animaux reviviscents, les rotifères et les anguillules, où cette indifférence chimique se maintient tant que la graine ou l'animal sont laissés à l'abri de l'oxygène, de la chaleur et de l'humidité.

Sans nier la valeur et l'utilité des caractères que nous venons de passer en revue, Cl. Bernard admet que la vie est plus particlièrement caractérisée par deux ordres de phénomènes : ceux de *synthèse organisatrice* et ceux de *destruction organique* ; les premiers constituant quelque chose de tout à fait spécial à l'être vivant, les seconds au contraire d'ordre matériel et comparables à un grand nombre de faits chimiques de décomposition ou de dédoublement.

Mais ces notions ne sauraient nous suffire et l'esprit entraîné plus loin demande aux hypothèses l'explication des choses. Rappelons donc brièvement les vues exprimées à propos de la vie par les philosophes, les naturalistes et les médecins.

Il faut reconnaître tout d'abord, Messieurs, que ces conceptions de la vie sont toujours une image fidèle de l'état de la science à l'époque où elles ont été émises. Cependant toutes ces hypothèses si nombreuses se sont inspirées, dans tous les temps, de deux tendances opposées : tantôt, la vie a été considérée comme l'expression d'*une force spéciale*, tantôt, comme le résultat des *forces générales de la nature*.

La première idée qui s'est offerte à l'esprit des observateurs en présence du développement d'un être vivant, c'est qu'un semblable travail dénote l'action d'une force mystérieuse unique, dont l'organisme est le support. On admît donc qu'il existait deux substances, l'esprit et la matière et que la seconde était la docile servante de la première. L'être vivant devint une sorte d'automate dont tous les mouvements étaient régis par l'action d'une cause immatérielle. Mais la théorie n'a jamais expliqué, comment une substance peut être immatérielle et dépourvue d'étendue, comment ce qui n'a ni dimension, ni poids, ni réalité perceptible, peut exercer une action sur la matière, la mouvoir, l'agiter et la guider dans ses transformations. Elle creuse, d'ailleurs, un gouffre entre l'esprit et le corps et ne nous apprend pas comment ce gouffre est franchi dans chaque mouvement, dans chaque sensation dans chaque détermination volontaire.

En un mot, les écoles qui se sont laissé entraîner à dédoubler l'être vivant ont affecté de diviniser l'une de ses moitiés et de mépriser la seconde. Repoussant la matière d'un pied dédaigneux, le spiritualisme a prétendu ne vivre que dans le domaine des idées pures et des abstractions ; aussi a-t-il condamné à la stérilité aussi bien la psychologie elle-même que la science de la matière.

Quant à l'animisme, il n'a jamais su définir son propre domaine : tantôt il revendique seulement l'homme, l'être pensant par excellence et rejette pêle mêle tous les règnes dans l'abîme confus et béant de la matière ; tantôt, effrayé de son isolement, il ressaisit le règne animal et y annexe même le règne végétal ; il oscille donc sans cesse du spiritualisme au positivisme ; il est comme une sorte de pont jeté entre les idées métaphysiques du passé et les idées modernes.

Le vitalisme a cherché à réunir par un intermédiaire les deux parts de l'être vivant, l'esprit et le corps et à expliquer ainsi leur action réciproque. Mais ce n'est là qu'un expédient et on doit se demander avec un philosophe contemporain, comment ce principe mixte, rattachant l'esprit et la matière, leur servant pour ainsi dire d'entremetteur, ira de l'un à l'autre et leur apprendra à vivre en bon accord. Le problème n'est pas résolu parcequ'au dualisme des animistes, on a substitué la trinité des vitalistes ; parce qu'à deux substances l'une spirituelle, l'autre corporelle, on en a surajouté une troisième ambiguë et mal définie. Les vitalistes n'ont fait en somme que donner une formule nouvelle à l'énigme de la vie.

A côté de ces hypothèses, vient se placer une théorie bien différente d'après laquelle la vie n'étant qu'un mouvement, doit avoir pour cause des forces qui produisent ce mouvement. C'est *la théorie dynamique* de la vie. Mais le dynamisme lui-même peut interpréter tous les phénomènes vitaux de deux manières : ou bien il suppose l'existence de forces spéciales et différentes de toutes celles que recèle la nature organique ; ou bien il regarde ces phénomènes comme l'effet des forces universelles qui régissent le monde physique. Le premier de ces systèmes peut être appelé le *dynamisme vital*, le second le *dynamisme physico-chimique*.

Le *dynamisme vital* n'est en réalité, comme l'animisme, qu'un système de transition entre les doctrines vitalistes du passé et les tendances positivistes de notre époque. Pour les vitalistes, la vie est une force *sui-generis* qui soustrait momentanément la matière aux lois du monde physico-chimique ; les réactions accomplies dans les organismes sont de toute autre nature que celles qui prennent naissance en dehors d'eux, enfin l'intervention de la vie dans les phénomènes leur donne un caractère capricieux et irrégulier qui ne permet plus de les relier par des corrélations analogues à celles que nous offrent les phénomènes physico-chimiques. Le *dynamisme vital* moins absolu admet, qu'en outre des forces ordinaires connues des physiciens et de chimistes, il en est d'autres qui sont en jeu dans les organismes, ou du moins que la vie se lie à une métamorphose spéciale de l'énergie potentielle des substances organiques. C'est particulièrement sur l'impossibilité de comparer les phénomènes nerveux et les mouvements musculaires avec les mouvements provoqués par des forces physico-chimiques, que se sont basés les partisans du dynamisme vital pour affirmer que les organismes vivants se prêtent au jeu de forces particulières, issues temporairement des forces générales de la nature.

Pour les dynamistes modernes, le travail de la vie n'est plus qu'une variété du travail universel et la force qui met en mouvement les mondes eux-mêmes, ne diffère point dans son essence de celle qui se manifeste par les phénomènes de la vie.

L'analyse scientifique étudie ces transformations diverses de l'énergie universelle, elle découvre et classe des systèmes particuliers de mouvements auxquels correspondent autant de propriétés naturelles. En présence de l'être vivant, la science se demande si les systèmes de mouvement qui s'y opèrent ne sont pas d'un autre ordre que ceux qu'elle rencontre dans le monde inorganique et si elle doit y en ajouter d'autres pour expliquer tous les phénomènes. Les forces physico-chimiques ordinaires, s'y transforment-elles en quelque force particulière qui est le propre de l'organisation ? Nous sommes loin de l'époque où l'on pensait que cette force hypothétique était soustraite aux lois générales de la transformation des forces ; elle n'est plus qu'un auxiliaire des forces ordinaires et doit se contenter de marcher de pair avec elles.

Le *dynamisme physico-chimique* croit pouvoir supprimer toute force vitale et expliquer par les forces ordinaires, le mécanisme admirable de l'organisation.

Les fondateurs de la physiologie et parmi eux Lavoisier et

Bichat, avaient admis que les phénomènes de nutrition et de développement de l'être organisé étaient dus à l'action de forces ou de propriétés absolument indépendantes des agents extérieurs, dirigeant et coordonnant tous les actes de l'être vivant dans une direction déterminée. A l'exemple des anciens vitalistes, ils avaient persisté à maintenir l'antagonisme des phénomènes physico-chimiques et des phénomènes accomplis dans les organismes; ils avaient proclamé bien haut que la matière organique ne peut être créée que par l'être organisé et qu'entre les procédés employés par l'être vivant pour la fabrication des principes immédiats et les procédés de laboratoire, il ne saurait y avoir aucune comparaison possible.

La synthèse de l'urée effectuée par Wœhler, en 1827, vint donner un premier démenti à cette opinion. On reproduisit de même artificiellement d'autres composés organiques et cependant l'illustre Berzelius défendait encore, il y a trente ans à peine, la théorie admise par Lavoisier et n'hésitait pas à considérer les faits de synthèse artificielle acquis à cette époque comme de simples exceptions à une loi générale.

Dans ces dernières années, et grâce aux travaux mémorables de Berthelot, la synthèse organique a de plus en plus étendu son domaine et nous a fourni des méthodes générales permettant d'obtenir artificiellement un très-grand nombre de composés immédiats, considérés jusqu'alors comme les produits exclusifs de la vie. A l'exemple de la nature, l'art a pu aussi utiliser le protéisme des corps organiques. Avec du carbone, de l'hydrogène et de l'oxygène, la synthèse a pu obtenir une multitude de composés ; d'abord les hydrocarbures, puis les alcools et leurs dérivés. Non contente de reproduire de toutes pièces les corps découverts par l'analyse dans la nature vivante, elle a créé un monde artificiel : ainsi, tandis que la nature ne contient qu'un nombre limité de corps gras, la chimie organique peut à volonté en créer une quantité innombrable.

Mais parmi tant de faits nouveaux, permettez-moi, Messieurs, de vous en citer deux plus particulièrement intéressants à cause même du peu de temps qui nous sépare de l'époque où ils ont été mis au jour par Berthelot.

Il y a un an, cet illustre chimiste obtenait, par l'action de l'étincelle électrique sur la cellulose, en présence de l'azote, un composé quaternaire, une substance analogue par conséquent aux matières albuminoïdes. La dernière objection était donc écartée et les matières albuminoïdes elles-mêmes ne résistaient plus à la synthèse. La barrière qui semblait séparer, au point de vue chimique, le monde vivant du monde minéral était désormais brisée.

Un autre fait connu depuis quelques jours à peine, est venu porter un coup sérieux aux doctrines absolues, généralement professées sur les fermentations. En électrolysant une solution de sucre de canne, Berthelot a obtenu une faible quantité d'alcool ; l'intervention des petits organismes appelés ferments n'est donc pas la condition nécessaire et absolue du dédoublement du sucre, ainsi que le prétend une certaine école.

Enfin, les recherches récentes de M. Schützenberger ne permettent plus de douter de la possibilité de reproduire artificiellement les substances albuminoïdes elles-mêmes considerées à juste titre comme le degré le plus élevé de la synthèse vitale.

Il est donc permis d'affirmer aujourd'hui avec les savants les plus éminents de notre époque, avec Cl. Bernard et Berthelot, qu'il n'existe pas de substance dont la production ne soit possible que sous l'action de la vie et que les organismes n'ont pas plus une chimie spéciale qu'ils ne possèdent une physique particulière.

Toutefois, Messieurs, nous ne devons pas nous abandonner à l'illusion de croire que le problème du mécanisme de ces synthèses organiques est déjà résolu d'une manière satisfaisante. Malgré les progrès mêmes de la synthèse chimique, nous devons nous demander si la physiologie a le droit d'en attendre la solution complète et définitive du problème de la synthèse physiologique; c'est-à-dire si les procédés employés par les chimistes ne sont que le calque exact de ceux qu'emploie la nature ; enfin, si la synthèse chimique effectuée dans les organismes est identique à celle des laboratoires.

Il paraît en être autrement, et Cl. Bernard ne craint pas de l'affirmer : « Les procédés physiologiques ou naturels, bien qu'ils rentrent dans les lois de la chimie générale, ne ressemblent pas nécessairement à ceux que les chimistes mettent en œuvre ; ils sont *spéciaux*. » — « Le *chimisme du laboratoire* est exécuté à l'aide d'agents et d'appareils que le chimiste a créés ; le *chimisme de l'être vivant* est exécuté à l'aide d'agents et d'appareils que l'organisme a créés. » C'est ce que prouvent d'ailleurs les transformations et les synthèses des substances grasses, sucrées et féculentes. En ce qui concerne les matières albuminoïdes, est-il permis davantage de supposer qu'elles se forment dans l'organisme par la combinaison successive des éléments complexes et multiples que M. Schützenberger a déterminés par l'analyse ? On ne saurait l'affirmer et comme le fait observer Cl. Bernard, il serait possible que tous les principes immédiats sortissent tous par voie de décomposition ou de dédoublement d'une matière unique et identique, le protoplasma. « En un mot, le chimiste dans son laboratoire et l'organisme vivant dans ses appareils travaillent de même, mais chacun avec ses outils. Le chimiste pourra faire les produits de l'être vivant, mais il ne fera jamais ses outils, parce qu'ils sont le résultat même de la morphologie organique, qui n'est pas du chimisme proprement dit ; et sous ce rapport, il n'est pas plus possible au chimiste de fabriquer le ferment le plus simple, que de fabriquer l'être vivant tout entier. »

Et tandis que s'efface cette opposition des forces physiques et de la force vitale, une autre antithèse aussi vieille que le monde, celle du végétal et de l'animal disparaît à son tour. On reconnaît enfin que les éléments intérieurs qui les composent, si semblables par leur structure, ne le sont pas moins par leurs propriétés et leur fonctionnement : cette identité entre la vie animale et la vie végétale se montre si évidente que Cl. Bernard en a fait le sujet de ses dernières leçons.

Que conclure, Messieurs, des développements qui précèdent ?

Au point de vue dynamique, le corps vivant nous apparaît formé d'une substance changeante, toujours renouvelée et maintenue pourtant en certaines formes organiques par l'action perpétuelle de forces diverses.

Nous n'avons pas à rechercher ici, si ces forces sont simplement physico-chimiques ou si elles se mêlent à des forces physiologiques de nature spéciale : ce qui est certain, c'est que les forces physico-chimiques sont essentielles, indispensables et souveraines aussi bien dans la nature vivante que dans la nature inerte. Mais il ne faut point, d'autre part, retrancher les manifestations spéciales de l'énergie potentielle de l'être vivant qui ne se laissent pas encore expliquer convenablement par l'action de ces agents ordinaires.

Quelques mathématiciens ont prétendu que la vie devait être considérée comme la résultante de toutes les forces physiques, chimiques et physiologiques qui se trouvent en action dans tout être vivant Mais le problème est plus complexe : la vie emplit le corps entier et ne saurait être logée dans un centre de gravité. On en donnerait certainement une idée mathématique plus juste en disant qu'elle est l'intégrale d'une multitude de forces élémentaires et infiniment petites dont les actions sont unies par une profonde solidarité. Car ces forces élémentaires si étroitement unies ne sont, à vrai dire, que les transformations variées et perpétuelles d'une même énergie potentielle qui varie elle-même avec un très-grand nombre de circonstances.

La quantité d'énergie emmagasinée dans l'être vivant et sans cesse entretenue par la nutrition et la respiration est utilisée de mille manières différentes, mais jamais d'une façon arbitraire. Car chaque état du corps détermine l'état suivant et les métamorphoses succèdent aux métamorphoses en sortant, pour ainsi dire, les unes des autres. L'innervation, le mouvement visible des organes, les mouvements invisibles de nutrition moléculaire, absorbent tour à tour une part prépondérante dans l'énergie disponible du corps vivant.

En définitive, Messieurs, nous concluerons avec M. le professeur Gavarret, que « en s'organisant, la matière ne cesse pas pour cela d'être matière : elle ne perd aucune de ses propriétés fondamentales et reste fatalement soumise à l'action de tous les agents extérieurs. Cependant, en raison de la spécialité de sa composition et de sa texture, cette matière organisée constitue un milieu dont les conditions diffèrent profondément de celles du monde organique. » On ferait fausse route en considérant tous les phénomènes de la vie comme le résultat de l'action directe des agents physiques, chimiques ou mécaniques. Il faut donc «s'attendre à voir la force revêtir dans le monde organique, des *formes* distinctes de celles qu'elle affecte dans le monde inorganique. »

C'est, en effet, ce que va nous démontrer l'étude de la *double circulation de matière et de force* qui s'effectue chez les êtres vivants.

CIRCULATION DE LA MATIÈRE. — Bien que les substances composant les êtres vivants se différencient complètement par l'ensemble de leurs caractères, de celles que l'on rencontre dans le règne minéral, elles ne sont cependant que des combinaisons de quatre corps simples: l'oxygène, l'azote, le carbone et l'hydrogène, auxquels viennent parfois se joindre des traces de soufre et de phosphore.

Ces principes élémentaires nécessaires à la formation des organes, des tissus et des humeurs des êtres vivants, sont abondamment répandus autour des organismes. L'oxygène et l'azote existent en grande quantité dans l'air atmosphérique. Le carbone se rencontre de même dans l'air, en petite quantité, sous forme d'acide carbonique ; il est d'autre part très-répandu dans la nature sous des états divers. L'hydrogène est contenu dans l'eau qu'il constitue par sa combinaison avec l'oxygène ; uni à l'azote, il produit l'ammoniaque qui se dégage de toutes les matières azotées en décomposition et dont on constate des traces dans l'atmosphère. Enfin les sels minéraux nécessaires à la nutrition des êtres organisés existent tout formés dans le sol, de même que le soufre et le phosphore.

Parmi les quatre éléments principaux qui composent les corps organiques, trois se présentent à l'état gazeux, l'oxygène, l'hydrogène et l'azote ; seul, le carbone est à l'état solide. Ces trois gaz ont longtemps défié toutes les tentatives faites pour les liquéfier : ce n'est qu'en employant les pressions les plus énergiques et les froids les plus intenses que MM. Cailletet et Raoul Pictet y ont enfin réussi, il y a peu de temps. Les moyens puissants qu'ils ont dû employer pour atteindre ce résultat sont une démonstration éclatante de l'extrême mobilité dont jouissent ces gaz et font pressentir, par conséquent, la grande variété de combinaisons où ces éléments prennent place.

Nous admettrons, en effet, avec Herbert Spencer, que « les propriétés des substances bien que détruites pour nos sens par l'effet de la combinaison, ne sont pas détruites en réalité : il résulte du principe de la persistance de la force, que les propriétés d'un composé sont des résultantes des propriétés de ses éléments composants, résultantes dans lesquelles les propriétés des éléments composants sont chacune pleinement en action, bien qu'elles se masquent mutuellement. Le degré de mobilité moléculaire d'une substance est une de ses propriétés principales ; et ce degré de mobilité moléculaire affecte d'une manière plus ou moins sensible la mobilité moléculaire des divers composés où entre cette substance » Aussi l'éminent philosophe biologiste n'hésite-t-il pas à conclure qu'il existe « une relation entre la forme gazeuse de trois des quatre principaux éléments organiques et la promptitude relative avec laquelle les matières organiques subissent dans l'arrangement de leurs parties les changements que nous appelons développement, et les transformations de mouvement que nous nommons fonctions. »

D'autre part, les éléments organiques présentent des cas fréquents d'allotropie qu'il est permis de considérer comme le signe d'une nouvelle espèce de mobilité moléculaire.

Au point de vue purement chimique, trois de ces éléments possèdent des affinités d'une portée étroite et d'une intensité faible. Ainsi que le fait observer Herbert Spencer, « l'hydrogène se combine avec un très-petit nombre d'autres éléments, et son activité chimique ne se montre guère dans les limites des températures organiques.» De même le carbone est inerte aux températures ordinaires, il ne s'unit qu'avec un petit nombre de substances et ne manifeste que peu d'énergie chimique dans les combinaisons où il entre. « Enfin cette indifférence chimique se révèle surtout dans l'azote, élément qui joue le principal rôle dans les changements organiques. »

Mentionnons qu'il existe encore une opposition complète entre les quatre éléments qui composent les organismes. Le carbone résiste à la fusion et à la volatilisation aux températures les plus élevées; sa cohésion moléculaire est donc plus grande que celle d'aucun autre corps simple; mais en revanche l'hydrogène, l'oxygène et l'azote ont une cohésion moindre que tous les autres éléments. « Tandis que l'oxygène manifeste aussi bien par l'étendue et l'intensité de ses affinités, une énergie chimique supérieure à celle de toutes les autres substances (le fluor excepté), l'azote montre la plus grande inertie chimique. » Ces deux contrastes extrêmes entre les degrés de mobilité physique et les degrés de l'activité chimique des éléments, sont considérés par Herbert Spencer, comme remplissant au plus haut degré une condition nouvelle qui facilite les différenciations et l'intégration. Il se base pour appuyer cette opinion sur ce principe philosophique que, « toutes choses égales, les unités dissemblables sont plus facilement séparées par des forces incidentes que les unités semblables; qu'une force incidente tombant sur des unités qui ne sont pas dissemblables, ne les désagrége pas rapidement, mais qu'elle les désagrége rapidement si les unités sont profondément dissemblables. »

L'application de ces idées générales à l'étude philosophique des composés organiques binaires, ternaires, et quaternaires qui font partie de l'être vivant a conduit à des résultats qui méritent de fixer notre attention.

Les composés binaires formés par ces quatre principaux éléments organiques, ont une mobilité moléculaire beaucoup moindre que celle de ces éléments eux-mêmes et plus grande cependant que celle des composés binaires en général. C'est ce qu'il est facile de vérifier par quelques exemples :

Le carbone forme avec l'oxygène deux combinaisons, l'oxyde de carbone et l'acide carbonique, (CO et CO^2) L'oxyde de carbone a été jusque dans ces derniers temps considéré comme permanent, tandis que l'acide carbonique contenant un atome d'oxygène de plus a été·liquéfié sous une pression de 40 atmosphères. La mobilité moléculaire de l'acide carbonique est donc moindre que celle de l'oxyde de carbone : ce qui devait être puisque *deux volumes* d'oxyde de carbone unis à *un volume* d'oxygène ne donnent naissance qu'à *deux volumes* d'acide carbonique; la contraction de un tiers observée est le résultat d'une condensation des éléments formateurs, condensation qui se traduit dans le composé formé, c'est-à-dire dans l'acide carbonique par une diminution de mobilité moléculaire.

C'est en effet une loi générale que *la mobilité moléculaire d'un composé décroît d'une manière uniforme à mesure que croissent les poids des molécules composées.*

Ce principe est vérifié d'une manière éclatante. par les hydrocarbures: prenons pour point de départ le gaz des marais (CH^4); il a été longtemps regardé comme permanent : le gaz oléfiant (C^2H^4) est assez facilement liquéfié par la pression; le butylène (C^4H^8) polymère du gaz olléfiant, mais ayant une molécule double devient liquide un peu au-dessous de 0°; l'amylène (C^5H^{10}) est liquide et bout à 40°. La même gradation dans la décroissance de la mobilité moléculaire se vérifie dans les multiples suivants: (C^6H^{12}) (C^8H^{16}) (C^9H^{18}) ($C^{10}H^{20}$) composés liquides dont le point d'ébullition devient de plus en plus élevé et dans les hydracarbures ($C^{17}H^{34}$) ($C^{30}H^{60}$) qui sont à l'état solide. Un phénomène identique s'observe encore pour le cyanogène (CAz) et le paracyanogène (C^nAz^n) le premier gazeux à la température ordinaire, liquide sous une pression de 4 atmosphères, solide à-34°, le second non fusible et non volatilisable aux températures ordinaires.

La loi peut donc être considérée comme générale. Cependant quelques chimistes ont invoqué contre cette manière de voir l'anomalie qui est présentée par l'eau. Ce composé, un des plus importants sans contredit est formé de deux gaz longtemps considérés comme permanents et néanmoins il s'offre à nous à l'état liquide et à l'état solide dans les limites des températures ordinaires. En réalité l'exception n'est qu'apparente. Tout d'abord, nous devons faire observer que, bien que la mobilité moléculaire de l'eau ne paraisse pas en rapport avec celle de ses deux composants, elle n'en est pas moins cependant assez considérable pour que ses masses liquides ou solides passent continuellement d'une manière lente à l'état de vapeur jusqu'à 200°.

Mais la perte immense de mobilité moléculaire subie par l'oxygène et l'hydrogène dans la formation de l'eau (H^2O), perte bien plus grande que celle que nous observons dans d'autres composés binaires de composition analogue, a donné à penser que la molécule de l'eau est une *molécule multiple* répondant à la formule $(H^2O)^n$. Un argument sérieux en faveur de cette opinion est tiré du pouvoir absorbant calorifique que possède la vapeur d'eau. Tyndall a en effet constaté que le pouvoir absorbant de la vapeur d'eau est énorme et beaucoup plus semblable à celui des vapeurs à molécule complexe qu'à celui des vapeurs à molécule simple. Mais, en dehors de cette perte anormale de mobilité et de ce pouvoir absorbant, d'autres faits viennent encore à l'appui de cette supposition : c'est d'abord le dégagement si considérable de chaleur qui s'opère pendant la combinaison de l'oxygène et de l'hydrogène pour la formation de l'eau ; c'est aussi la propriété exceptionnelle que présente l'eau de commencer à se dilater quand sa température s'abaisse au-dessous de 4° 6 : cette propriété exceptionnelle ne peut se comprendre, en effet, que par l'hypothèse d'un changement dans l'arrangement moléculaire, changement qui n'est explicable qu'avec la multiplicité des molécules. Enfin, un dernier argument en faveur de cette hypothèse a été développée par Graham ; il est fourni par l'aptitude de l'eau à prendre l'état colloïde, ce qui suppose que ses atomes peuvent se réunir en multiples élevés, ou s'agréger en multiples inférieurs.

Au point de vue chimique, ces composés binaires organiques offrent une instabilité et une activité chimique moindres que

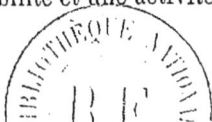

les composés binaires en général. C'est ainsi que, à l'exception de l'acétylène, les hydrocarbures ne peuvent être obtenus par combinaison directe de leurs éléments, et que les éléments de chacun d'eux sont facilement séparables par la chaleur sans aucune autre intervention.

Enfin, ces composés binaires sont comme leurs éléments caractérisés par des phénomènes d'allotropie ou d'isomérie. Les hydrogènes carbonés nous offrent des exemples nombreux de la forme d'isomérie connue sous nom de polymerisme (essence de thérébentine).

En dehors de l'eau qui a une fonction mécanique et de l'acide carbonique qui est un produit de décomposition, les seuls corps binaires entrant dans la constitution des êtres vivants, appartiennent au groupe des hydrocarbures et sont les plus instables et les plus inertes de toutes les substances qui se rencontrent dans les tissus animaux ou végétaux.

La même seriation des propriétés physiques et chimiques se poursuit chez les corps plus complexes ainsi que nous allons l'indiquer brièvement.

Dans les composés ternaires, la mobilité moléculaire est déjà moindre; au point de vue de la stabilité chimique, ils sont de beaucoup au-dessous des composés binaires; enfin les phénomènes d'isomérisme et de polymérisme y sont fréquents. Citons comme exemples de ces combinaisons ternaires: les substances amylacées et sucrées, les huiles fixes et les graisses, les gommes et les résines.

Quant aux composés quaternaires, il en est qui font partie des tissus vivants dans leur intégrité et d'autres qui dérivent de la décomposition de ces mêmes tissus. Parmi les produits de cette dernière catégorie, nous mentionnerons l'urée, la créatine et la créatinine, véritables bases animales douées d'une mobilité moléculaire beaucoup plus faible que celle des substances déjà citées, d'une stabilité chimique assez faible et d'une activité restreinte si on la compare à celle des composés plus simples. Dans les composés azotés des tissus vivants tels que l'albumine, la fibrine, la caseine , la mobilité moléculaire atteint son minimum puisque ces substances

n'existent qu'à l'état solide, tandis que l'instabilité et l'inertie
sont au contraire portées à l'extrême. On y observe des cas
nombreux d'isomérisme impliquant des changements inces-
sants dans la position des atomes placés côte à côte. Enfin,
c'est dans ces composés plus instables et plus inertes, que la
complexité moléculaire est portée à son maximum. C'est
ainsi que Mulder a donné une formule de l'albumine telle
qu'elle répond à une molécule formée de 900 atomes, et que
la formule établie tout récemment par M. Schützenberger
comprend 198 atomes répartis entre les quatre éléments
simples.

Enfin, les substances organiques solides se présentent sous
deux états d'agrégation, l'état *colloïde* ou gélatiniforme et l'état
cristalloïde ou cristallin. Graham qui en a fait une étude
remarquable a reconnu que les *colloïdes* chimiquement inertes sont au contraire très-sensibles aux agents extérieurs et
offrent une mutabilité très-grande (acide silicique hydraté).
D'après Graham, l'état colloïde est en réalité un état dynamique de la matière, tandis que l'état cristalloïde en est
l'état statique : seul, le colloïde possède une activité qui peut
être considérée comme le point de départ du phénomène de
la vitalité. Rapprochant l'inertie des substances colloïdes de
l'élévation de leurs équivalents, Graham serait tenté de
« rechercher si la molécule colloïde ne serait pas constituée
par le groupement d'un nombre de molécules cristalloïdes
plus petites, et si la base de la colloïdalité ne serait pas en
réalité ce caractère composite de la molécule. » D'autre part,
les substances cristalloïdes formées d'atomes relativement
petits ont un pouvoir diffasif infiniment plus grand que les
colloïdes formées d'atomes relativement grands. Ce fait paraît
avoir une portée évidente au point de vue des opérations organiques ; car les composés colloïdes existant dans l'organisme
ont par leur nature physique, le pouvoir de séparer les colloïdes des cristalloïdes et de se laisser traverser par ces dernières
substances presque sans résistance.

En résumé, les substances constituantes des organismes
semblent réunir toutes les conditions nécessaires à la *redis-
tribution* de matière et de mouvement.

Ces généralités un peu abstraites nous permettent d'interpréter les faits de circulation de matière que nous allons
étudier chez l'être vivant et dans les deux règnes.

Le végétal puise incessamment dans la terre et dans l'atmosphère, par ses racines et ses feuilles, les substances nécessaires à sa nutrition, c'est-à-dire l'eau, l'acide carbonique,
l'ammoniaque, l'oxygène et les sels minéraux. Grâce à son
appareil chlorophyllien et sous l'influence de la lumière
solaire, la plante attaque et réduit l'acide carbonique, en fixe
le carbone dans ses tissus sous des formes plus ou moins
complexes et rend à l'atmosphère l'oxygène devenu libre par
cette réduction. C'est à l'aide de ce travail intérieur, que la
plante fabrique de toutes pièces avec des substances minérales, les principes immédiats, ternaires ou quaternaires que
contiennent les différentes parties de son organisme. Elle
nous apparaît donc, comme « un laboratoire de *synthèse organique* en activité, tant que le soleil la réchauffe et l'anime de
ses rayons. »

Mais ce rôle réducteur n'est pas le seul qui appartienne au
végétal. A côté de la fonction chlorophyllienne essentielle-
ment nutritive, soumise à l'influence de la radiation solaire
et intermittente comme elle, la plante possède une fonction
respiratoire continue, qui, la nuit comme le jour, emprunte à
l'atmosphère de l'oxygène avec lequel elle brûle le carbone
de ses tissus, exhale de l'acide carbonique et produit de la
chaleur. De ces fonctions, la première préside au développement du végétal, la seconde a l'entretien de son existence,
ainsi que l'ont démontré les expériences de Boussingault.

Les rapports de l'animal avec le monde extérieur sont différents de ceux de la plante. Ici l'analogie est complète au point
de vue respiratoire et la différence est grande au point de vue
nutritif. L'animal ne se nourrit point de substances minérales
puisées dans le sol et dans l'atmosphère. « Il trouve, dans
cette masse de matières organiques, fabriquées de toutes
pièces, accumulées par les végétaux, un dépôt tout préparé
d'avance, nne véritable réserve des substances alimentaires. »
(Gavarret). — Modifiées par la digestion et absorbées, ces

matières pénètrent dans le sang où elles se rencontrent avec
l'oxygène introduit par la respiration : les unes sont atta-
quées par ce gaz; soumises à une combustion lente et rejettées
au-dehors sous forme d'acide carbonique, d'azote, d'eau et de
matières azotées; les autres se fixent dans les tissus au renou-
vellement desquels elles servent jusqu'au moment où usées
par le jeu des organes elles sont elles-mêmes devenues impro-
pres à l'entretien des fonctions et éliminées a leur tour.

Un fait capital domine l'histoire de toutes les substances
organiques qui se rencontrent dans les animaux : certaines
sont puisées directement dans la réserve alimentaire emma-
ganisée par la plante et plus ou moins modifiées par lui.
Quelques-unes sont également fabriquées par les deux
régnes et habituellement par des procédés analogues ; quant
à celles qui n'existent pas chez les végétaux, elles n'ont pas
été formées de toutes pièces, mais dérivent toutes, par voie de
simplification ou de dédoublement, des substances alimentaires empruntées au règne végétal.

Je vous donnerai, Messieurs, la preuve de ce fait quand
nous étudierons la composition du sang : cette étude nous
permettra d'apprécier les modifications que l'animal fait subir
aux matières organiques préparées par les végétaux.

Contentons-nous aujourd'hui d'admettre, en matière de
conclusion, que seul, le végétal possède « la faculté d'agir
directement sur les matières minérales, de les faire passer par
cette série de combinaisons successivement plus compliquées
qui les transforment en matière organique; que l'animal, au
contraire, se nourrit de substances organiques, leur fait par-
courir en sens inverse, la série des modifications accomplies
dans le végétal, les simplifie graduellement et les ramène à
leur état minéral primitif. Ainsi se trouve nettement défini
le rôle de la matière dans les manifestations si diverses de la
vie. » (Gavarret). Depuis l'apparition des premiers êtres vivants
à la surface du globe, la matière, entraînée dans un cycle
éternel, subit sans cesse de nouvelles métamorphoses sans
rien perdre de sa quantité : « à l'état minéral, elle est empruntée à la terre et à l'atmosphère par la plante qui l'organise ;

ainsi transformée en principes alimentaires, elle pénètre dans l'animal qui la modifie à son tour, la ramène à sa forme primitive et la restitue au monde extérieur. »

La circulation de la matière chez les êtres vivants se trouve donc caractérisée par deux ordres de phénomènes : ceux de *destruction vitale* ainsi que les a appelés Cl. Bernard et ceux de *synthèse organique* ou de *création vitale*. Ces phénomènes ne sont jamais isolés chez aucun être vivant ; ils sont au contraire toujours réunis d'une manière indissoluble et représentent les deux phases du travail vital.

Cette vérité constitue, ainsi que l'a proclamé Cl. Bernard, l'axiôme de la physiologie générale. Cependant plusieurs théories encore célèbres ont affirmé que les deux ordres de phénomènes vitaux, au lieu d'appartenir à tout être vivant, se trouvaient distribués à des êtres différents, les uns étant l'apanage du règne animal, les autres du règne végétal. On a réuni ces théories sous le nom de théories de la *dualité vitale*. Cl. Bernard, dans ses belles *leçons sur les phénomènes de la vie communs aux animaux et aux végétaux*, leur a opposé la doctrine de *l'unité vitale*, qui revendique pour tous les êtres vivants l'accomplissement des deux ordres de phénomènes de destruction et de synthèse.

Toutefois, les théories dualistiques étant encore généralement admises, il me paraît nécessaire, Messieurs, de les examiner avec quelques détails. Car les plus illustres savants de notre époque : en France, Dumas et Boussingault ; en Allemagne, Liebig ; en Angleterre, Huxley et Tyndall, les ont créées et propagées dans la science.

C'est dans les célèbres recherches de Priestley sur l'antagonisme de la respiration des animaux et des plantes qu'il faut rechercher le germe de la théorie de l'antagonisme chimique entre les animaux et les végétaux, théorie qui fut d'ailleurs acceptée par Lavoisier et qui était basée sur les rapports des animaux et des végétaux avec l'atmosphère.

Dumas et Boussingault ont généralisé cette opposition entre la respiration des animaux et celle des plantes dans leur théorie de la *circulation matérielle* : « L'oxygène enlevé par les animaux est restitué par les végétaux. Les premiers consomment de l'oxygène ; les seconds produisent de l'oxygène. Les premiers brûlent du carbone ; les seconds produisent du carbone. Les premiers exhalent de l'acide carbonique ; les seconds fixent de l'acide carbonique. » En résumé, la *synthèse chimique* appartient aux végétaux et la *combustion* est l'apanage des animaux.

Mais les faits physiologiques actuellement connus s'élèvent contre une semblable conclusion et démontrent au contraire que les deux phases de l'action vitale, la *création* et la *destruction*, au lieu d'être partagées entre les deux règnes, sont intimement unies dans chaque être vivant.

Ainsi que l'a fait observer Cl. Bernard, la physiologie générale peut faire aux théories dualistes des objections de principe et des objections de fait.

Les objections de principe sont tirées d'une part, de la contradiction du dualisme avec la conception fondamentale de la vie qui exige dans tout être vivant la réunion des phénomènes de création et de destruction organique ; d'autre part, de la conception d'une *nutrition directe* admise par les dualistes et contredite par la physiologie. « La théorie dualiste, dit Cl. Bernard, suppose en effet que les aliments passent directement des plantes dans les animaux et que leurs principes immédiats s'y mettent en place chacun selon sa nature. L'étude physiologique des phénomènes prouve que rien de semblable n'a lieu et que la nutrition est *indirecte*. L'aliment disparaît d'abord en tant que matière chimique définie et ce n'est que plus tard, après un travail organique à longue portée, après une élaboration vitale complexe que l'aliment arrive à constituer les réserves toujours identiques qui servent à la nutrition de l'organisme. »

Quant aux faits eux-mêmes, ils fournissent aussi de très-sérieuses objections à la théorie dualiste. Non seulement les animaux herbivores ou carnivores fabriquent de la graisse indépendamment de celle qu'ils ingèrent, mais chose plus étonnante encore ! ils n'emploient pas directement celle que renferment leurs aliments. Cl. Bernard et Berthelot ont démontré en effet qu'un animal nourri avec de la graisse chlorée, c'est-à-dire dans laquelle le chlore remplace quelques atômes d'hydrogène, présente cependant, après un certain temps de ce régime, une graisse différente de celle qui lui a été offerte, ce qui démontre évidemment qu'il n'y a pas eu simple mise en place de l'aliment introduit.

Cl. Bernard a aussi prouvé que les choses se passent de même en ce qui concerne les matières sucrées : il a fait voir que l'animal fabrique lui-même cette substance aux dépens de matériaux alimentaires très-différents et « que le sucre se produit dans l'animal par un mécanisme identique à celui qui a lieu dans le végétal. »

Les animaux et les végétaux sont donc analogues en ce qui touche à la formation des principes immédiats.

En ce qui a trait aux phénomènes respiratoires, l'antagonisme n'est pas davantage confirmé par l'expérience. Le végétal comme l'animal absorbe de l'oxygène, dégage de l'acide carbonique et produit de la chaleur. Quant à la présence de la chlorophylle dont on a voulu faire le caractéristique du végétal, cet attribut manque lui-même de généralité, puisque certains végétaux sont dépourvus de chlorophylle tandis que certains animaux en possèdent.

« Au point de vue philosophique, dit Cl. Bernard, les théories dualistes de la vie ont eu pour objet de nous montrer d'une manière saisissante, les rapports des êtres dans les trois règnes de la nature. Elles ont étudié surtout les conséquences de ces rapports et regardé chaque être comme une machine travaillant au service d'autrui. » Mais ainsi que le fait observer l'illustre physiologiste, ces faits restent en dehors de la finalité physiologique et sont simplement les conséquences de la loi générale de la lutte pour l'existence. « L'organisme vivant est fait pour lui-même, il a ses lois propres, intrinsèques. Il travaille pour lui et non pour d'autres. Il n'y a rien dans la loi d'évolution de l'herbe qui implique qu'elle doit être broutée par l'herbivore ; rien dans la loi d'évolution de l'herbivore qui indique qu'il doit être dévoré par un carnassier ; rien dans la loi de végétation de la canne qui annonce

que son sucre devra sucrer le café de l'homme. Le sucre formé dans la betterave n'est pas destiné non plus à entretenir
la combustion respiratoire des animaux qui s'en nourrissent;
il est destiné à être consommé par la betterave elle-même
dans la seconde année de sa végétation, lors de sa floraison et
de sa fructification. L'œuf de poule n'est pas pondu pour
servir d'aliment à l'homme, mais bien pour produire un
poulet. Toutes ces finalités utilaires à notre usage sont des
œuvres qui nous appartiennent et qui n'existent point dans
la nature en dehors de nous. La loi physiologique ne con-
damne pas d'avance les êtres vivants à être mangés par
d'autres; l'animal et le végétal sont créés pour la vie. »

En résumé la physiologie est *une* pour tous les êtres
vivants et la théorie de l'*unité vitale* est la seule que l'on
doive accepter.

Mais quand on étudie en détail les mécanismes variés qu'offrent à notre observation les êtres vivants et leurs adaptations
diverses à la lutte pour l'existence, on se trouve en présence
d'une infinie variété de différences fonctionnelles. On constate
alors par exemple, que les animaux sont conformés pour se
nourrir de végétaux et que certains animaux sont armés pour
en dévorer d'autres moins bien pourvus dans la lutte.

« Toutefois, dit Cl. Bernard, au milieu de cette mêlée silen-
cieuse, que nous appelons, par antiphrase, l'harmonie de la
nature et dans laquelle viennent s'entre-détruire toutes les
existences, jamais la loi fondamentale de la physiologie générale que nous avons énoncée n'est violée. Jamais la vie ne se
manifeste sans entraîner avec elle, dans le même être, un
double mouvement de création et de destruction organique
équivalente. »

Permettez-moi, Messieurs, de vous citer, en terminant, un
dernier argument qui me paraît probant en faveur de la
théorie unitaire : il m'a été inspiré par la lecture d'un travail
encore inédit de mon excellent maître et ami, M. le professeur
Heckel, travail dont je suis heureux de vous offrir la primeur.

Etudiant le rôle et l'action des alcaloïdes, M. Heckel a été
amené à rechercher quel est le mode de répartition de ces

alcaloïdes dans la série végétale et dans les différentes parties de la même plante. « Les acotylédones, dit-il, sont comme les gymnospermes, dépourvues d'alcalis organiques, et il faut arriver aux monocotylées pour constater l'apparition de ces composés. C'est par leur action nocive sur les animanx, qu'ils se caractérisent tout d'abord, et cette propriété va s'accroître dans les divers termes qui formeront la série progressive s'élevant des dicotylédones apétales aux gamopétales qui forment incontestablement le couronnement de l'édifice végétal. Moins communs dans les polypétales, ces alcaloïdes deviennent fréquents dans les gamopétales. A mesure que les termes de la vie deviennent plus complexes par leur organisation, les alcaloïdes y deviennent plus fréquents et y sont doués d'une action plus profonde sur les organismes des animaux supérieurs, tandis que, d'autre part, à mesure que les animaux se perfectionnent, ils deviennent plus sensibles à l'action de ces poisons ; il semble donc que le degré d'activité et de fréquence de ces principes toxiques soit fonction de la supériorité organique. On peut dès lors se demander si les alcaloïdes dérivés vraisemblablement du protoplasma, en dehors du rôle nutritif, qu'ils doivent probablement remplir dans la vie du végétal, ne sont pas appelés à défendre par leur action nocive quelquefois foudroyante, la plante qui en est douée contre la dent des animaux. La répartition entre les membres et le tronc du végétal viendrait à l'appui de cette manière de voir : ce sont, en effet, généralement les organes les plus importants pour la vie de la plante qui se trouvent le mieux protégés par ces poisons. Dans les feuilles nous les trouvons en quantité moindre que dans l'écorce, parce que les feuilles peuvent disparaître partiellement ou en totalité sans nuire à la vie d'ensemble de la colonie végétale. Enfin, si la graine est souvent le lieu de l'accumulation de l'alcaloïde c'est sans doute parce qu'elle est appelée à conserver l'individualité dans le temps, tandis que l'écorce qui nourrit le végétal et le protége ne lui est utile que dans l'espace. »

En résumant les faits observés par M. Heckel, nous sommes amenés à conclure :

1° Que la présence des alcaloïdes dans les végétaux est un signe de supériorité évolutive ;

2° Que ces alcaloïdes, localisés surtout dans la graine, sont des moyens de défense de la plante contre les atteintes de l'animal, des armes dans la lutte pour l'existence.

Comment expliquer ces faits avec la théorie dualistique ? Il serait difficile de dire de quelle utilité peuvent être pour les animaux, les principes immédiats alcaloïdiques formés par les végétaux. Dans la théorie unitaire tout se simplifie et les conclusions mentionnées plus haut se présentent naturellement à l'esprit. Je serais même porté à penser que la présence et la répartition des alcaloïdes dans la série végétale et dans le végétal lui-même, est une des objections les plus sérieuses qu'on puisse élever contre les idées dualistiques, bien qu'elle n'ait pas encore été mentionnée jusqu'à ce jour.

CIRCULATION DE LA FORCE. — Mais il ne suffit pas, Messieurs, de constater chez les êtres vivants cette circulation incessante de la matière. Il faut encore rechercher quelles sont les transformations d'énergie corrélatives de ce cycle indéfini.

Notre époque a eu l'honneur de proclamer, par la voix de Cl. Bernard, ces grandes vérités que les forces agissant dans les organismes dérivent par voie de transformation des forces ordinaires de la physique et de la chimie ; que la vie se borne à coordonner d'une façon particulière ces forces dont l'action sur la matière ne saurait être modifiée ; enfin elle a affirmé que, dans le monde vivant, comme dans le monde physique, tout phénomène reconnaît une ou plusieurs causes déterminables, causes nécessaires de sa production. Telle est la théorie du *déterminisme* appliquée par Cl. Bernard, et d'une manière si féconde, à la recherche des problèmes physiologiques. C'est ainsi que pour la première fois, les principes de causabilité et de continuité appliqués seulement jusqu'alors à l'étude des phénomènes physico-chimiques, ont enfin été transportés dans le monde organique. Dans les êtres vivants, les phénomènes s'enchaînent en effet, comme s'enchaînent, dans le monde extérieur, les phénomènes physico-chimiques.

Ces idées de causabilité et de continuité qui se sont dès l'origine imposées aux physiciens et aux chimistes ont été retrouvées dans le monde organisé par les naturalistes. Dès lors l'existence d'une grande unité dominant les manifestations si variées de la vie à la surface du globe et la nécessité de relier ces manifestations elles-mêmes à celles qui les ont précédées et de remonter ainsi jusqu'aux époques les plus lointaines, sont devenues évidentes et se sont bientôt imposées à tous les hommes voués à l'étude de la vie.

C'est alors que le livre de Darwin sur *l'origine des espèces* vint faire ressortir et proclamer hautement la puissance de cette action modificatrice exercée par les agents extérieurs sur la forme des êtres vivants. C'est là un des grands événements scientifiques de notre siècle ; le *transformisme* faisait son entrée dans l'histoire naturelle, appuyé sur les lois de l'*adaptation* et de l'*hérédité*, et montrait aux naturalistes une sorte de terre promise encore inexplorée et d'une splendeur inouïe.

Nous n'avons pas à rechercher ici, Messieurs, quelle a été la fortune de la doctrine nouvelle, et après quelles luttes, elle voit enfin approcher le moment de la victoire définitive. Il me suffit, au point de vue qui nous occupe, de vous rappeler combien est considérable cette influence des phénomènes extérieurs sur l'état morphologique des organismes, influence qui se traduit souvent par des modifications profondes de la forme héréditaire des êtres vivants.

Mais abandonnons ces faits à la science dont ils relèvent directement et contentons nous d'analyser les phénomènes de transformation d'énergie plus apparents et plus faciles à constater qui se passent dans les corps organisés soumis à notre observation. Recherchons d'où provient la force dépensée par le végétal pour effectuer le travail intérieur qui a pour résultat la formation des matières organiques à l'aide de substances très-simples empruntées au règne inorganique. Déterminons aussi par quel travail inverse, l'animal simplifie ces substances organiques et les restitue au monde extérieur. C'est ici, Messieurs, que les principes de la théorie de la corrélation des forces vont nous prêter leur appui et nous permettre de comprendre, comment se fait chez les êtres vivants, la *circulation de la force.*

Cette question a été récemment exposée et d'une façon magistrale par M. le professeur Gavarret, dans un article du *Dictionnaire Encyclopédique des sciences médicales.* Je ne crois pouvoir mieux faire que citer textuellement cette page remarquable. Voici en quels termes M. Gavarret décrit cette circulation incessante d'énergie qui s'opère dans les deux règnes :

« Fixée au sol, la plante se développe et meurt dans le lieux même où la graine a commencé à germer ; sous forme d'ammoniaque, d'acide carbonique et d'eau, elle reçoit sa nourriture toute préparée, de la terre par ses racines, de l'atmosphère par ses feuilles. En réalité, le végétal n'effectue aucun *travail extérieur*, et pourtant il consomme une quantité considérable de *force vive* ; toute la portion de chaleur empruntée à la radiation solaire qui vient *s'éteindre* sur sa surface foliacée et sur ses parties vertes. Cette force détruite en apparence, cette chaleur consommée par la forêt n'est pas *perdue*, la plante l'utilise pour accomplir le travail *intérieur* que lui impose sa place dans la série des êtres organisés. »

« La fonction de la plante, en effet, est de fabriquer de la matière organique de toutes pièces avec des matériaux de nature minérale. Avec de l'eau et de l'acide carbonique qui n'ont aucune affinité pour l'oxygène, le végétal fait des gommes, des fécules, des huiles, des sucres, des résines, du ligneux, etc., toutes substances combustibles, capables de produire de la chaleur en se combinant avec l'oxygène qui les brûle et ramène leurs éléments à l'état minéral primitif. Cette transformation des matériaux de nature minérale en produits organiques accuse un travail intérieur qui est l'*équivalent* de la chaleur empruntée au soleil ; et réciproquement, le retour à leur forme minérale primitive des éléments des substances organiques constitutives de la plante ne peut rendre et ne rend disponible que la quantité de force fournie à la plante par le monde extérieur. Le bois brûlé dans nos foyers ne rend, en réalité, que la chaleur empruntée au soleil par la forêt ; en brûlant les houilles dans ses fourneaux, l'industriel entre en possession de la portion de chaleur solaire fixée par les immenses forêts dont la terre était recouverte aux époques les plus reculées des temps préhistoriques. »

« De ce point de vue, la forêt nous apparaît comme un vaste organisme qui, sans cesse, emprunte de la force au soleil, l'emmagasine dans ses tissus combustibles et la tient à la disposition de l'homme. Déboiser une montagne, transformer ses flancs en surfaces nues, arides, sans végétation, c'est donc appauvrir l'humanité et perdre une quantité considérable de force. Au contraire, couvrir d'arbres une étendue de sol jusque là improductive, c'est augmenter la richesse sociale et créér une source précieuse de force pour l'avenir. »

« Soumis à des conditions d'existence bien différentes de celles de la plante, l'animal est condamné à un *travail extérieur* incessant. Depuis le haut jusqu'au bas de l'échelle, tout animal se déplace à chaque instant à la surface du sol : ici pour pourvoir à ses besoins, se procurer de la nourriture ou faire des provisions ; là pour chercher, se creuser ou se construire un abri ; ailleurs pour poursuivre, atteindre, terrasser sa proie ou pour se dérober aux étreintes d'un ennemi. Malgré toutes les pertes de chaleur occasionnées par l'évaporation, par le rayonnement et par le contact du milieu ambiant, l'animal maintient sa température propre ; cette production incessante de chaleur est aussi un travail. Ajoutons enfin que l'entretien de la circulation et des mouvements respiratoires exige un travail mécanique dont l'intensité dépend d'une foule de conditions, les unes extérieures, les autres inhérentes à la constitution. »

« Tout ce travail nécessaire au développement de l'individu et à la propagation de l'espèce, exige une dépense considérable de force. Chez l'animal, cette force incessamment dépensée se manifeste sous trois formes principales: la production de chaleur, la contraction musculaire, l'action nerveuse. Le physiologiste doit rechercher, avec le plus grand soin, les origines de ces trois grandes activités et leurs rapports avec les agents ou modalités dynamiques du monde extérieur. »

Ces phénomènes de *circulation d'énergie* dans les deux règnes dont je viens de vous rapporter une description si nette et si précise, ont été invoqués par quelques savants de notre époque comme venant à l'appui de cette théorie dualiste de la vie que j'ai déjà exposée précédemment, et combattue à l'aide d'arguments empruntés à la circulation de la matière

Dans la formule vraiment saisissante par laquelle ils résumaient la statique chimique des êtres vivants, Dumas et Boussingault avaient opposé l'absorption de chaleur effectuée par le végétal et son état d'immobilité, au dégagement de chaleur et au mouvement que manifeste l'animal.

De son côté, Huxley avait admis que l'oxydation des composés complexes qui entrent dans l'organisme est, en fin de compte, proportionnée à la somme d'énergie dépensée par le corps, de la même façon que la somme de travail fournie par une machine à vapeur et la quantité de travail qu'elle produit, sont en rapport direct de la quantité de charbon qu'elle consomme. Comme l'a dit si justement le physiologiste anglais : « les particules de matière qui entrent dans le tourbillon vital sont plus compliquées que celles qui en sortent. Pour employer une métaphore qui n'est pas sans quelque réalité, les atomes qui entrent dans l'organisme sont, pour la plupart, façonnés en grosses masses et se brisent en petites masses avant de le quitter. La force qui est mise en liberté dans cette fragmentation est la source des puissances actives de l'organisme. »

Tout animal peut donc être assimilé à une machine plus parfaite que toutes celles qui sortent de la main de l'homme ; car son rendement, pour une quantité semblable de combustible est toujours le double de celui fourni par les moteurs les plus économiques. Il est donc possible, en se plaçant au point de vue de la finalité, de considérer le végétal comme le réservoir d'une énergie que l'animal est chargé de consommer. Aussi Tyndall a-t-il résumé les phénomènes les plus compliqués de la finalité dans cette loi générale : « le végétal est produit par l'élévation d'un poids, l'animal par la chute de ce poids. » Ce qui équivaut à dire que le végétal crée des *forces potentielles*, *des forces de tension* à l'aide de son appareil chlorophyllien et aux dépens de la force vive du soleil ; tandis que l'animal transforme les *forces de tension* en *forces vives* et laisse retomber le poids soulevé par le végétal en précipitant sur les substances combustibles l'oxygène rendu libre par le végétal.

Ainsi pour les partisans de la dualité dynamique des êtres vivants, la distribution d'énergie se résume dans l'accumulation de *forces de tension* chez les végétaux, de *forces vives* chez les animaux.

Mais cette manière d'interpréter les faits est loin d'être inattaquable. Si l'on examine en effet le mode de production des phénomènes de synthèse accomplis dans les deux règnes, on constate que les uns exigent la radiation solaire, ce sont les réductions opérées dans les parties vertes sous l'influence de la chlorophylle ; que les autres, sont le résultat des combustions opérées dans le protoplasma incolore aussi bien chez les animaux que chez les végétaux dépourvus de matière verte. Les deux sources des forces vives accumulées dans les êtres vivants seraient dans l'énergie solaire d'une part et d'autres parts la chaleur produite par les combustions.

Mais cette différence même ne saurait suffire à distinguer les animaux des plantes puisque la présence de la chlorophylle et par conséquent le pouvoir d'utiliser la force vive du soleil, n'est pas un apanage exclusif du règne végétal. Conformément à l'opinion émise par Cl. Bernard, « on devrait simplement dire qu'il y a des êtres contenant de la chlorophylle et capables d'utiliser la force vive émanée du soleil : ce serait le règne des êtres à chlorophylle ; puis viendrait le règne des êtres sans chlorophylle, qui sont obligés de tirer d'une *manière indirecte* du soleil, c'est-à-dire des combinaisons formées en difinitive sous l'influence de ses rayons, la puissance dynamique qu'ils doivent utiliser. » Mais alors que devient la classification des êtres vivants en végétaux et animaux ? Les phénomènes d'énergie présentés par les deux règnes organisés ne sauraient donc être invoqués à l'appui de la conception dualistique de la vie.

De même que la circulation de la matière chez les êtres vivants bien que conforme aux lois générales de la chimie, nous a offert quelque chose de *spécial* ; de même la circulation de la force et les manifestations d'énergie dans les organismes présentent aussi quelque chose de spécial, bien qu'elle dérivent par voie de transformation des agents du monde extérieur et soient, comme ces dernières, soumises à la grande loi de la *corrélation*.

Vous savez déjà, Messieurs, comment Lavoisier avait constaté, à la suite d'une étude minutieuse des phénomènes physico-chimiques éclairée par l'emploi de la balance, que les quantités de matière restent invariables au milieu des mutations les plus diverses et comment il avait été ainsi conduit à proclamer ce principe que dans tous les phénomènes chimiques, il n'y a jamais ni *création* ni *distinction* de matière. C'est là un axiome scientifique que personne ne peut songer à contester aujourd'hui.

Mais si la matière est dans l'univers en quantité immuable, si d'autre part elle est inséparable des énergies auxquelles elle sert de substratum, la loi de la corrélation des forces devient une loi nécessaire embrassant dans sa généralité aussi bien les phénomènes physico-chimiques que les phénomènes biologiques.

Toutefois, Messieurs, l'application du principe de la réciprocité des forces aux êtres vivants n'a pas été acceptée sans discussion, la question a été encore agitée dans ces derniers temps : aussi me paraît-il utile de mettre sous vos yeux les arguments qui ont été invoqués de part et d'autre. J'apporterai dans ce court exposé la réserve qui m'est commandée par ma déférence envers deux hommes qui ont été mes maîtres, dont l'un mort il y a peu de temps, a peut-être emporté dans sa tombe les dernières espérances du vitalisme et dont l'autre s'est toujours montré au premier rang parmi les plus brillants champions des idées nouvelles : j'ai nommé MM. Chauffard et Gavarret.

S'emparant du mot *création mophalogique* introduit dans la science par Cl. Bernard, M. Chauffard a fait de cette

expression la base de l'argumentation destinée à combattre
l'extension du principe de la conservation de la force aux
phénomènes du monde organisé. « La *spontanéité*, dit M.
Chauffard, telle est, après l'unité, la marque souveraine de
la vie. L'être vivant ne se distingue pas seulement du monde
inorganique parce qu'il possède sa forme et son espèce par
lesquelles il se réalise à travers les milieux infinis de la
matière ; il se distingue aussi parcequ'il est *créé* et *créateur·*
Il n'est pas simple agent de réception et de transmission du
mouvement; il *engendre sa propre action*, il *la crée*, en un
mot, il *agit spontanément.* » « *Agir spontanément*, ajoute M.
Chauffard, *n'est pas agir sans cause*, comme quelques biolo-
gistes semblent le croire, c'est *agir en trouvant en soi-même
sa cause d'action*, ce n'est pas non plus *agir sans être sollicité
à l'action ;* car une sollicitation n'est pas cause de l'action ;
cette cause reste à l'être sollicité. »

« Voilà donc deux ordres d'existence, en apparence opposés,
le physique et le vivant : l'un n'est-il pas la négation de
l'autre, et comment allier le principe de la conservation de
la force, l'immutabilité de la quantité de mouvement physique, avec ce fait que l'ordre vivant tout entier est *créateur
d'action ?* »

Ces théories ont été victorieusement réfutées par M. Gavarret dans une page remarquable que je me fais un devoir de
vous citer textuellement : « Ainsi donc, pour M. Chauffard,
l'être vivant est en possession de la *spontanéité* parce qu'il
agit sous l'influence d'une *sollicitation* ou *excitation externe*
et qu'il *trouve en lui-même* les moyens d'exercer cette
action, sans avoir besoin de rien emprunter au monde ambiant. Enfin par cela seul qu'il est doué de ce genre de
spontanéité, l'être vivant crée, il est *créateur d'action*, de
mouvement et par conséquent de *force*, car il n'y a pas de
mouvement produit sans force motrice mise en jeu. »

« La poudre de guerre et la pyroxyline *sollicitée*, la première
par une élévation de température, la seconde par un simple
choc, font explosion *sans rien emprunter au milieu ambiant.*
L'expérience démontre que, dans une bouche à feu, une

charge de 46 grammes de poudre suffit pour lancer dans
l'espace un boulet de 30 kilogrammes avec une vitesse de
97 mètres par seconde, et qu'une même charge de pyroxyline
communique au même projectile une vitesse de 253 mètres
par seconde. — Une puissante pile de Bunsen ou de Daniell
reste inactive tant que ses pôles sont maintenus isolés ; qu'on
la *sollicite* en fermant le circuit, immédiatement l'action
commence, un nouvel agent circule, produisant sur son tra-
jet des effets variables avec la nature et la disposition des
conducteurs : ici une réaction chimique, là un soulèvement
de poids par l'intermédiaire d'un électro-aimant, plus loin
d'éblouissantes gerbes de lumière, partout une élévation de
température. — Voilà certes, de puissantes et parfois formi-
dables manifestations dynamiques, et pourtant la poudre de
guerre, la pyroxyline, la pile voltaïque n'empruntent rien au
milieu ambiant et *trouvent en elles-mêmes leur cause d'action.*
Elles sont donc, pour M. Chauffard, en possession de ce qu'il
appelle la *spontanéité* et dont il a fait la *marque souveraine
de la vie.* Non, la poudre de guerre, la pyroxyline et la pile
voltaïque ne méritent nullement le titre pompeux de *créa-
teurs.* Elles ne *créent* ni action, ni mouvement, ni force ; la
théorie de la corrélation des forces fournit une définition
très-nette et très-simple du rôle beaucoup plus modeste de
ces corps et de ces appareils dans la production de ce grand
développement de force.

« La pyroxyline, continue M. Gavarret, est un composé
instable dont les éléments, sous l'influence d'une élévation
de température ou d'un simple choc, contractent de nouvelles combinaisons qui s'accompagnent d'une élévation de
température très-considérable ; la pyroxyline contient donc
en puissance ou à *l'état potentiel,* toute l'énergie que ses éléments peuvent développer, en contractant ces nouvelles combinaisons, sans rien emprunter au milieu ambiant ; il en est
de même de la poudre de guerre, et en général, de toutes les
matières explosibles. — Dans la pile voltaïque, la combinaison de l'acide sulfurique et du zinc en présence, s'effectue
seulement lorsque le circuit est fermé : une pile dont les

pôles sont isolés contient donc *en puissance* ou *à l'état potentiel* toute l'énergie que développe, dans le circuit fermé, le
courant électrique produit par la sulfatation du zinc. — La
poudre de guerre et la pyroxyline *sollicitées* par une élévation, de température ou un simple choc, la pile sollicitée
par la fermeture du circuit, ne *créent* donc ni action, ni
force, ni mouvement ; elles utilisent tout simplement l'*énergie potentielle* de leurs éléments constituants. »

Les considérations et les exemples présentés d'une manière
si heureuse par M. le professeur Gavarret dans la page qui
précède, sont de tout point confirmés par l'examen des phénomènes de création et de destruction organique qui se passent dans les êtres vivants.

Le végétal, en effet, puise dans la radiation solaire, l'énergie nécessaire pour réunir sous forme de principes organiques, des matériaux très-simples empruntés au monde
extérieur. La force vive du soleil disparaît en tant que force
vive pour communiquer aux éléments inorganiques un sur-
croît d'affinité qui leur permet de s'engager dans les combinaisons si complexes qu'étudie la chimie organique ; elle est
donc emmagasinée à l'état potentiel dans ces substances
organiques. Mais si quelque action chimique, celle de l'oxygène, par exemple, vient rendre la liberté aux principes
minéraux momentanément unis dans une combinaison plus
complexe, la chaleur solaire qui avait disparu à l'origine,
apparaît de nouveau.

C'est ce qui se réalise chez l'animal. Celui-ci obligé de se
mouvoir et d'agir sans cesse, ne peut produire la force mécanique qu'il dépense à chaque instant, qu'en produisant de
la chaleur et en l'utilisant sous des modalités diverses et
cette production incessante de chaleur reconnaîtra elle-même
pour cause la combustion des matériaux organiques dans les
tissus.

Que devient dès lors cette *spontanéité* caractéristique de la
vie d'après M. Chauffard ? Elle n'est plus que le résultat de la
mise en jeu de l'énergie potentielle de la matière organique.

Appuyés sur cette base inébranlable, nous pouvons maintenant, Messieurs, aborder l'histoire de quelques unes des transformations d'énergie qui ont leur siége dans l'être vivant. Vous jugerez ainsi quelle lumière ces lois générales apportent à l'interprétation des phénomènes en apparence les plus mystérieux. Le sujet de cette démonstration nous sera fourni par l'étude parallèle de la chaleur produite par les êtres vivants dans les deux règnes et des phénomènes chimiques de la respiration. Nous trouverons, en effet, dans cette question, un des exemples les plus majestueux de cette double circulation incessante de matière et de force qui caractérise la vie.

Quel que soit, d'ailleurs, l'ordre des phénomènes auquel nous nous adressions pour faire cette preuve, que ce soit aux phénomènes de chaleur, de motilité ou de sensibilité, la conclusion à laquelle nous aboutirons sera toujours identique et nous ne pourrons que répéter avec M. Gavarret que : « dans le cercle qu'il parcourt de sa naissance à la mort, l'être organisé ne produit rien, ne détruit rien ; matière et force, tout lui vient de la terre, de l'air et du soleil, il restitue tout au monde extérieur. »

Mais, s'il en est ainsi, la vie nous apparaît comme le résultat d'un conflit, d'une relation étroite et harmonique entre les conditions extérieures et la constitution pré-établie de l'organisme. Ce n'est plus par une lutte contre les conditions cosmiques que l'organisme se développe et se maintient, mais au contraire, par une adaptation, par un accord avec celle-ci.

Dès lors l'être vivant ne fait plus exception à la grande harmonie de la nature, il n'est plus en contradiction ni en lutte avec les forces cosmiques générales ; il fait partie du concert universel des choses. La vie de l'animal ou du végétal n'est plus qu'un fragment de la vie totale de l'univers, de même que la loi des phénomènes vitaux n'est plus qu'un fragment, le plus mystérieux et le plus admirable, de cette loi universelle qui est comme l'âme du monde.

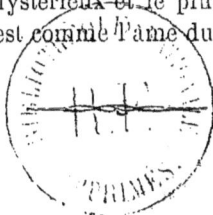

97

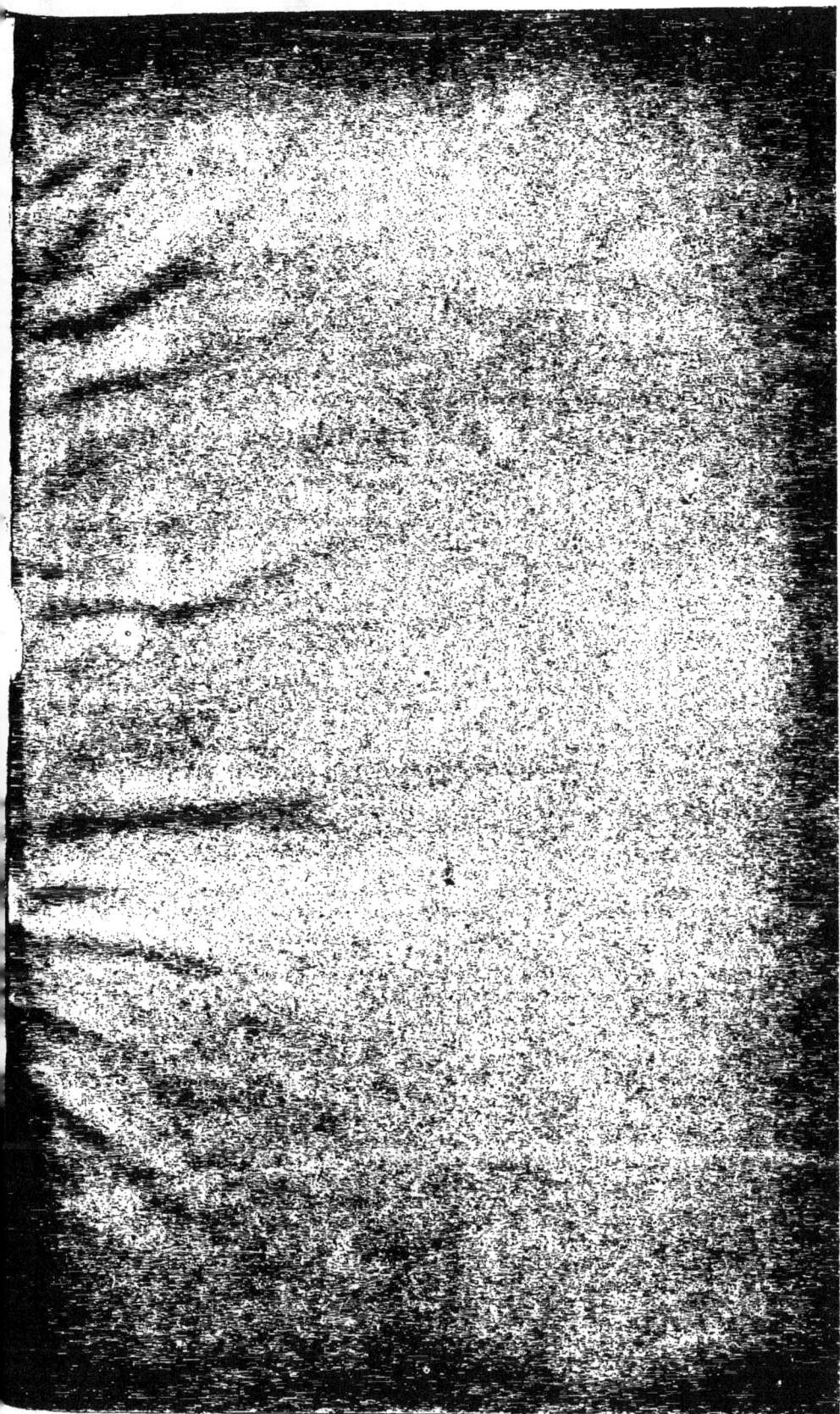